La Tuberculose

TRAITEMENT CURATIF DE LA
TUBERCULOSE PULMONAIRE,
OSSEUSE, GANGLIONNAIRE ET
CUTANÉE PAR LA

NOVOPLASMINE

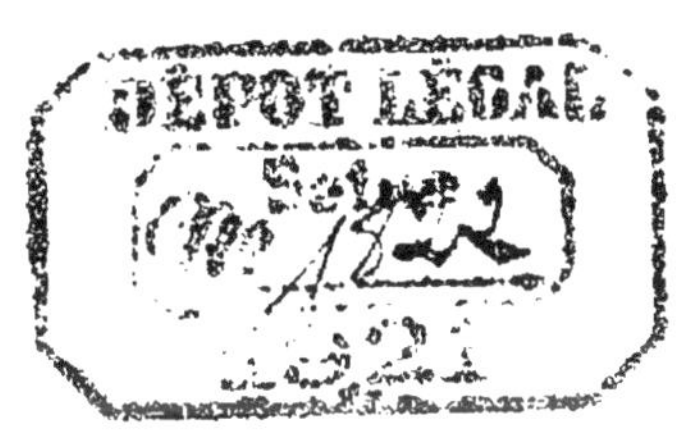

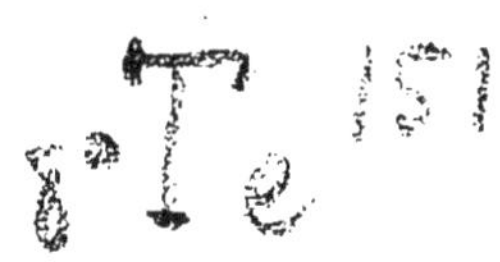

LABORATOIRES LINDEUX

18, AVENUE DAUMESNIL, 18

PARIS (12ᵉ)

INTRODUCTION

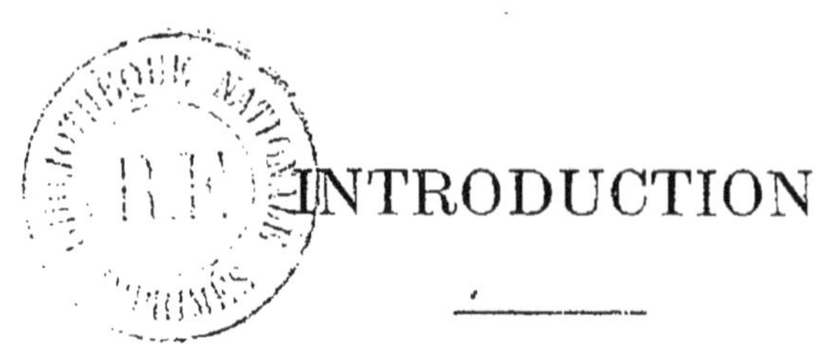

Présenter aujourd'hui au Corps médical un traitement nouveau de la Tuberculose n'est pas chose aisée, en raison du scepticisme bien compréhensible qui a gagné tous les médecins.

Mais où la tâche devient plus difficile, c'est quand il s'agit de présenter un traitement à base de tuberculine, comme la **Novóplasmine**. Il n'y a pas qu'un préjugé, qu'un scepticisme à vaincre, il faut combattre une légitime appréhension.

Scepticisme, car, malgré les mémorables promesses de Koch et de Behring, toutes les tuberculines annoncées comme spécifiques n'ont point justifié les espérances qu'elles avaient fait naître.

Appréhension, parce que ces produits étaient dangereux, sans d'ailleurs que l'on puisse prévoir à l'avance si leur usage devait être utile ou néfaste au malade. De plus, leur emploi était si compliqué que ce mode de traitement ne pouvait être que l'apanage d'une élite.

En appelant l'attention du médecin sur la **Novoplasmine**, nous n'avons pas la prétention de lui offrir un remède guérissant les cas désespérés ; mais, nous pouvons affirmer qu'appliquée selon les indications de cette brochure, elle est appelée à rendre d'éminents services, comme en témoignent de nombreuses observations cliniques, tant son emploi est facile, sans danger et ses résultats manifestes.

Pour donner plus de clarté à notre exposition, cet opuscule a été divisé en deux parties : l'une clinique, l'autre théorique ; les commentaires théo-

riques relatifs à des sujets aussi complexes éloi-
gnant souvent du point de vue pratique.

Estimant qu'il fallait avant tout intéresser le clinicien, c'est par la partie clinique que nous débuterons.

La tuberculose est une affection tellement variable
dans ses manifestations et dans son évolution, dé-
pendant non seulement du milieu biologique de l'individu, mais encore de l'ambiance, que ces caractères en font une maladie extrêmement difficile à
étudier expérimentalement, étant donnée l'impossi-
bilité de se retrouver constamment dans les mêmes
conditions.

Seul, le clinicien, par le grand nombre d'observations qu'il a pu faire, est à même de se rendre
compte de l'utilité d'un traitement, de fixer le moment propice de son emploi et de décider de la
nécessité de le continuer ou de l'interrompre.

Nous prétendons même qu'en matière de Tuberculose, la clinique hospitalière est inférieure, comme
enseignement et comme documentation, à la pratique courante de la médecine de la ville ou des
dispensaires, parce qu'on vient trop tard à l'hô-
pital quand il s'agit de tuberculose.

Le traitement du tuberculeux a d'abord pour but
de l'empêcher de devenir phtisique; or, c'est toujours à ce degré d'évolution que le malade consent
à s'hospitaliser.

Enfin et surtout, c'est au clinicien que doit revenir
le dernier mot en matière de traitement. Peu im-
porte, en effet, qu'une méthode soit conforme aux
données théoriques les plus lumineuses et les plus
attrayantes pour l'esprit, si les résultats sont nuls
ou impossibles à réaliser. C'est ce qui explique
pourquoi, au point de vue clinique, l'action d'un médicament passe bien avant l'explication théorique
de cette action.

D'ailleurs, ces théories sont si éphémères et si variables que les magnifiques déductions qui en sont le résultat s'écroulent souvent comme de fragiles châteaux de cartes. De plus, il arrive que le médecin ayant le souci d'une clientèle suffisante n'a pas un instant à sacrifier à l'étude approfondie de toutes ces questions théoriques par trop changeantes. Il lui suffit d'en avoir présentes à l'esprit les grandes lignes qui lui serviront de guide et de moyen mnémotechnique dans la pratique.

La seconde partie, que nous avons rendue aussi claire que possible, est réservée à l'interprétation des faits au point de vue théorique et en concordance avec les acquisitions actuelles des sciences biologiques et microbiologiques. Elle n'est pas inutile à lire ; mais, nous le répétons, nous attachons la plus grande importance à la partie clinique qui a été rédigée avec la plus grande sincérité. Nous n'avons pas voulu y laisser poindre la moindre allure d'exagération qui nous eût semblé d'autant plus déplacée qu'il s'agissait d'un sujet aussi grave que la Tuberculose.

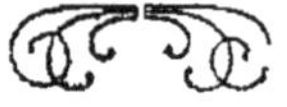

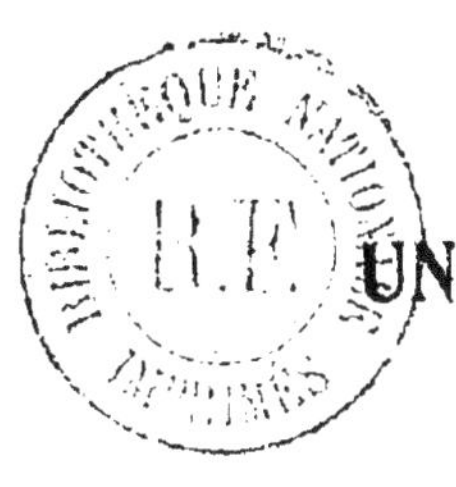

CHAPITRE I

UN TRAITEMENT NOUVEAU

LA NOVOPLASMINE.

La Novoplasmine est une solution de Tuberculine ATK dans un liquide de composition définie. Notre procédé spécial de préparation consiste à soumettre cette solution à des actions physicochimiques qui ont pour effet :

1° De détruire complètement la toxicité des doses médicamenteuses de Tuberculine ;

2° De régulariser, en l'intensifiant, le pouvoir curatif de la Tuberculine ;

3° De rendre nos solutions diluées inaltérables et de permettre de les présenter en ampoules immédiatement injectables.

Ce n'est pas une Tuberculine *nouvelle*, c'est une solution nouvelle de Tuberculine dont les avantages ont été augmentés, les inconvénients diminués et la conservation assurée.

Après de multiples observations, nous avons remarqué que le pouvoir curatif de la solution de Tuberculine obtenue par notre procédé était, non pas augmenté, mais d'une plus grande régularité quand on lui adjoignait des quantités infimes de strychnine.

Il résulte donc que la **Novoplasmine** constitue un médicament d'un contrôle physiologique, presque mathématique, et, par conséquent, elle est aussi dosable que les préparations injectables dont se servent journellement les médecins.

Depuis la mise au point de la **Novoplasmine**, en 1910, des centaines de malades ont été traités, tant dans les Hôpitaux et les Dispensaires de Paris et de province que dans la clientèle des médecins qui nous avaient suivi dans nos recherches ; c'est le résultat des observations prises sur ces nombreux malades que nous publions ici.

INDICATIONS.

La **Novoplasmine**, injectée aux doses et avec la Technique indiquée plus loin, réussit admirablement dans toutes les Prétuberculoses, toutes les Tuberculoses pulmonaires des premier et deuxième degrés, quelquefois du troisième quand il n'y a pas intoxication profonde ; dans la Tuberculose Osseuse et Ganglionnaire ; dans tous les Abcès froids ; dans la Tuberculose Cutanée ou Lupus.

CONTRE-INDICATIONS.

Eliminons, en premier, les cas où la **Novoplasmine** n'a pas été curative, tout en faisant remarquer que, dans ces différents cas, *elle n'a jamais été nuisible, mais simplement inutile.* Ce sont les Tuberculeux à intoxication profonde, intoxication dont les manifestations les plus habituelles sont le diabète ou l'albuminurie, l'infiltration laryngée, l'infiltration péritonéale. Il y a, dans ces cas, une déchéance telle de l'organisme, que l'application de la **Novoplasmine** est complètement inutile. De même dans les cas de Tuberculose pulmonaire à évolution rapide ; nous verrons plus loin que la **Novoplasmine** n'agit que *très lentement* et en quelque sorte par saturation lente du sang ; ses effets ici ne sont pas assez rapides pour enrayer le mal avant la déchéance de l'organisme qui ne lui permettra plus aucune réaction utile.

Malgré les objurgations de ces malades ou de leurs familles, les médecins des Dispensaires ne les soignent pas par la **Novoplasmine**. Connaissant l'insuccès de leurs tentatives chez ces malades, ils savent que le public simpliste pourrait en tirer des conclusions erronées contre l'efficacité du traitement et s'en abstiennent.

S'abstenir également de **Novoplasmine** dans les cas de tuberculose pulmonaire à fortes hémoptysies, tout au moins pendant la période de ces hémoptysies

TECHNIQUE.

La **Novoplasmine** se présente en Ampoules A (Solution Faible), Verre Blanc, et en Ampoules B (Solution Forte), Verre Jaune. Les Ampoules contiennent un centimètre cube fort. La **Novoplasmine** s'emploie en injections sous-cutanées tous les deux à trois jours, aux lieux d'élection habituels (fesse, cuisse, épaule, région deltoïdienne, etc.), en prenant toutes les précautions antiseptiques d'usage.

Prétuberculose et Tuberculose Pulmonaire.

Commencer par un demi-centimètre cube de **Novoplasmine A**. Si les quatre premières injections sont bien supportées, augmenter progressivement la dose pour atteindre un centimètre cube à la huitième injection.

A partir de la neuvième injection, se servir de la **Novoplasmine B** et opérer comme ci-dessus, c'est-à-dire, injecter un demi-centimètre cube jusqu'à la douzième injection inclusivement et, à partir de la treizième, augmenter progressivement pour atteindre à la seizième un centimètre cube de **Novoplasmine B** (Dose Maxima).

Si au cours du Traitement se produisent un mouvement fébrile, une lassitude anormale, un peu de vertige, de céphalée, une légère poussée congestive autour du foyer, des crachats hémoptoïques, il faut aussitôt diminuer de moitié la dose employée et ne reprendre la progression ascendante que quand ces symptômes auront disparu.

Si après deux tentatives ces phénomènes réapparaissent, s'en tenir à la dose limite à laquelle on ne les observe pas.

Chez la femme, pendant la menstruation, les injections seront continuées à raison de la moitié de la dose injectée avant l'apparition des règles.

La grossesse n'est pas une contre-indication. Il y a même lieu, après l'accouchement, de refaire une série d'injections chez les femmes qui ont déjà bénéficié, avant ou pendant leur grossesse, d'un traitement par la **Novoplasmine**. Les injections peuvent être faites pendant toute la durée de l'allaitement, sans aucun inconvénient pour le nourrisson.

ENFANTS.

Ne se servir que de la **Novoplasmine A**. Même technique que chez l'adulte. Dose : 1° de six mois à huit ans, 2/10° à 6/10° de centimètre cube; 2° de huit ans à quinze ans, un demi à un centimètre cube.

DURÉE DU TRAITEMENT, MODE D'ACTION.

La première injection est quelquefois légèrement douloureuse, rarement la deuxième et les suivantes. Il se produit tout au plus un léger engourdissement du membre qui dure quelques minutes. L'injection est très bien tolérée par les enfants.

Chez les Prétuberculeux, la rapidité d'action est quelquefois telle que l'on est étonné du changement radical qui survient presque brusquement : Retour à l'appétit, disparition des troubles gastro-intestinaux, de la toux, de l'insomnie, des sueurs nocturnes, de l'affaissement nerveux, augmentation régulière du poids (l'augmentation de poids est quelquefois de 1 kilogramme par semaine).

Le retour à l'état normal demande rarement deux mois de traitement.

Chez les tuberculeux *pulmonaires du 1ᵉʳ et du 2ᵉ degré* on observe généralement les mêmes effets après la sixième ou la huitième injection ; la température, qui a commencé à diminuer après la troisième ou quatrième injection, redevient normale ; en même temps que la toux diminue, l'expectoration devient plus fluide ; à l'auscultation, le médecin trouve des râles fins, plus humides, quelquefois il est vrai plus nombreux qu'au début du traitement ; c'est à cette période qu'il faut surveiller les poussées congestives et diminuer la dose de **Novoplasmine** si la poussée prend un peu d'ampleur. Habituellement tout rentre dans l'ordre après deux mois de traitement ; la toux a presque complètement disparu ; les râles diminuent d'intensité et de densité pour disparaître bientôt complètement. L'appétit qui est redevenu supérieur à la normale se maintient pendant que le poids augmente régulièrement ; beaucoup de malades ont pu alors reprendre leurs occupations habituelles ; la guérison complète approche à grands pas et survient en moyenne du troisième au sixième mois de traitement par la **Novoplasmine**. La durée a varié selon le degré des lésions, la réaction apportée par le sujet et souvent son âge, la guérison se faisant attendre plus longuement chez les sujets à antécédents alcooliques, syphilitiques ou tuberculeux et chez ceux qui sont atteints du mal en pleine croissance et développement osseux, de 17 à 25 ans.

Chez les Tuberculeux pulmonaires atteints au

troisième degré, il ne faut pas espérer obtenir grands résultats, quoique nous ayons vu des malades présentant de grosses cavernes unilatérales, mais résistant bien depuis longtemps à l'infection, se trouver améliorés très sérieusement par les injections de **Novoplasmine**. Cette amélioration suivie les incitant à persévérer longuement, nous les avons vus s'amender puis se guérir totalement après douze ou quinze mois de traitement.

Malgré ces quelques succès, comme nous l'avons dit précédemment nous ne recommandons pas l'application de la **Novoplasmine** chez les malades atteints si profondément.

Nous faisons remarquer que si au cours du traitement une hémoptysie est survenue, il faut revenir à la dose de **Novoplasmine** de début, quelquefois cesser complètement le traitement jusqu'à la fin de l'hémoptysie si elle a été abondante, et reprendre ensuite la progression ascendante du début.

REMARQUES.

Il arrive quelquefois qu'un cas torpide évolue brusquement, sans motif, et devienne une forme aiguë à évolution rapide ; il faut alors cesser les injections. La **Novoplasmine** ici ne rendra aucun service, si ce n'est d'avoir fait poser plus rapidement le diagnostic et le pronostic.

La température n'est pas une contre-indication ; bien souvent nous avons vu soigner des malades avec 39°5 et même 40°. En général, et c'est d'un bon pronostic, la température baisse progressivement et arrive vers la 12e et 15e injection à osciller autour de 37°5.

La plus grande partie des malades traités par la **Novoplasmine** remarquent rapidement que leurs

forces s'accroissent, en même temps que leur em.
bonpoint. Quelques-uns pourtant après la 10e ou
12e injection se plaignent d'un peu d'abattement ou
d'une diminution légère de poids, symptômes qui
les effraient et leur feraient délaisser le traitement.
Le médecin traitant doit savoir qu'il y a là les signes
d'une saturation de l'organisme un peu trop rapide
et qu'il doit, tout en rassurant son malade, diminuer les doses de **Novoplasmine**. Ces malades se
guériront parfaitement tout en n'ayant jamais qu'une
dose régulière inférieure à la dose moyenne. Nous
avons vu ainsi des malades, atteints de tuberculose
pulmonaire du deuxième degré, supporter parfaitement l'ascension de doses de 1/2 d'ampoule A
jusque la totalité de l'ampoule B, nous présenter
alors de la dépression nerveuse, de l'abattement
identique à celui du neurasthénique. La suppres-
sion de toute injection pendant quinze jours, ou la
reprise de la dose d'un demi-centimètre cube de
Novoplasmine B, leur faisait retrouver leur gaieté
et leurs forces. Le doigté du médecin traitant saura
alors trouver la dose qu'il ne devra plus dépasser.
C'est là une des grandes raisons pour lesquelles
nous demandons aux médecins qui utilisent la
Novoplasmine de faire les injections eux-mêmes
et de ne pas les confier aux malades. Si la **Novoplasmine** ne *doit* être *utilisée* que par le *médecin*,
ce n'est pas qu'elle soit dangereuse dans son utilisation, c'est que les *doses utiles* ne *peuvent* être
trouvées que par le *praticien* habitué à ce genre
d'observation. Si par hasard, et le cas peut se présenter, un malade ainsi ramené à une dose minima
continuait à maigrir (ce qui aurait été très vrai-
semblablement identique s'il avait suivi tout autre
genre de traitement), adjoindre à cette dose minima
de **Novoplasmine** une dose de 5, puis de 10 centi-
grammes de cacodylate de soude.

Tuberculose Ganglionnaire.

Chez les *Tuberculeux ganglionnaires*, on procédera pour les injections et les doses tout d'abord de la même façon que pour les pulmonaires. Les symptômes généraux d'action seront les mêmes : vers la 10ᵉ ou 12ᵉ injection, retour de l'appétit, des forces, augmentation du poids, etc.; au point de vue local on trouve à la même époque que les ganglions malades deviennent douloureux, se tuméfient, puis vers la 20ᵉ tout rentre dans l'ordre, les ganglions diminuent progressivement, deviennent complètement indolores, puis disparaissent.

Faut-il alors arrêter le traitement ? L'expérience nous a démontré que si dans ces cas de Tuberculose ganglionnaire le traitement par la **Novoplasmine** était arrêté lors de cette apparence de guérison, des récidives étaient à craindre, et si le médecin veut que le malade soit guéri totalement, il doit imposer encore un traitement de durée presque égale (six à huit semaines).

Chez certains ganglionnaires, de la 12ᵉ à la 20ᵉ injection on voit les ganglions qui s'étaient tuméfiés comme nous l'avons dit, au lieu de diminuer de volume pour disparaître, se ramollir et devenir légèrement fluctuants ; c'est qu'il y a ici suppuration du ganglion ; le médecin doit alors ponctionner l'abcès froid, et par la même aiguille injecter dans la poche la moitié de la dose utilisée de **Novoplasmine**, l'autre moitié ayant été faite, comme d'habitude, à l'épaule ou à la fesse.

Ponctionner l'abcès autant de fois qu'il sera nécessaire, avec une grosse aiguille pour injection hypodermique et qui sera généralement suffisante, et injecter à chaque ponction une demi-dose de **Novoplasmine** dans la même aiguille. La suppuration finit généralement par se tarir au bout d'un mois environ après la première aspiration, le ganglion disparaît totalement sans qu'il reste d'autre trace qu'un léger durcissement de la peau à la hauteur de l'adénite. Continuer le traitement sous-cutané jusqu'à ce qu'on soit persuadé que l'état général est redevenu absolument normal.

Tuberculose Osseuse.

Chez les *Tuberculeux Osseux* la durée du traitement peut être très variable et aller de deux mois à deux ans; une longue pratique habituera le médecin traitant à reconnaître les cas où la **Novoplasmine** agira plus ou moins rapidement; mais, le fait certain est que toutes les Tuberculoses osseuses sont guéries par la **Novoplasmine**; elles relèvent donc toutes de son usage.

Dans les cas de Tuberculose osseuse fermée, on procédera, comme pour la Tuberculose pulmonaire, par injections hypodermiques au lieu d'élection. Là **Novoplasmine** après 10 à 16 injections amène la disparition du symptôme douleur puis de la tumeur; quelquefois, ici encore, il y a une petite poussée inflammatoire qui peut paraître exagérée et que le médecin modérera en diminuant la dose de **Novoplasmine** pour arriver à appliquer la dose de choix.

Le *Mal de Pott* et toutes les ostéites tuberculeuses de la tête ou des membres peuvent être guéries définitivement sans le séjour habituel obligatoire à la mer. Dans les ostéites tuberculeuses des surfaces articulaires, ou proches des articulations, nous avons conservé l'usage de l'immobilisation de l'articulation par plâtre ou silicate, immobilisation que nous supprimons aussitôt que la poussée inflammatoire de réaction est terminée.

Nous recommandons, dans les cas déjà anciens, de pratiquer conjointement avec l'injection au lieu habituel, (à demi-dose), une injection d'une demi-dose au lieu malade en poussant la pointe de l'aiguille directement en contact avec le foyer inflammatoire. Il est bien évident que cette injection doit être faite avec la certitude absolue d'aseptisation de la seringue, de l'aiguille et de la peau. S'il y a appareil d'immobilisation, on y pratique une fenêtre sur le point douloureux.

Dans les cas de *Tuberculose Osseuse ouverte* on pratiquera comme dans les cas de ganglions suppurés : on injectera une demi-dose au lieu normal et une demi-dose dans le trajet fistuleux ; généralement après 12 à 16 injections, la suppuration tend à devenir plus fluide, moins purulente, puis se tarit ; sous l'influence modificatrice de l'application locale de la Novoplasmine le canal fistulaire se modifie, se referme en même temps que la zone d'inflammation osseuse se rétrécit, et la guérison totale survient dans une période qui varie d'après l'ancienneté de la lésion, sa profondeur et le degré de résistance générale du malade.

Tuberculose Cutanée.

Dans les cas de *Tuberculose de la peau, les lupus,* on commencera par l'application habituelle de la Novoplasmine, jusqu'à la manifestation de la réaction générale par retour des forces et diminution de la tension sanguine dans les lésions cutanées ; on diminuera alors légèrement la dose de l'injection : on pratiquera, en traitant successivement des zones différentes, des scarifications légères (sur 4 à 8 centimètres carrés environ) sur la zone malade, et l'on humectera la région ainsi cruentée de 1 à 2 centimètres cubes de **Novoplasmine**. Ces scarifications avec application de **Novoplasmine** pourront être faites deux fois par semaine. La guérison se fait par cicatrisation et demande quelques mois de traitement.

Entérite muco-membraneuse.

Beaucoup de médecins praticiens ont depuis long-temps assimilé l'*Entérite Muco-Membraneuse* des enfants à une prétuberculose intestinale ; il devait venir à l'idée de ceux qui emploient journellement la **Novoplasmine** d'essayer l'usage de ce médicament chez leurs petits malades atteints de cette affection.

Les premiers essais produisirent des réactions intestinales un peu vives avec douleurs abdominales et diarrhée. D'autre part ces médecins avaient obtenu de très bons résultats par les injections sous-cutanées à doses progressives de *Plasma de Quinton*, mais s'étaient rendu compte que dans la généralité des cas la guérison produite par la méthode de Quinton était éphémère, les symptômes d'entérite chronique réapparaissant quelques mois plus tard. Ils injectèrent donc, aux doses déterminées antérieurement, la **Novoplasmine** chez les malades dont les fonctions intestinales avaient été ramenées à la normale par le Sérum de Quinton ; la technique utilisée chez ces prétuberculeux comme dose et comme durée détermina que les malades ainsi traités ne présentaient plus de récidive. Le Sérum de Quinton avait fait disparaître les symptômes aigus, la **Novoplasmine** tarissait la chronicité. Il n'y avait plus de réaction fébrile par la **Novoplasmine**, plus de diarrhée ; nous pouvons donc affirmer que la **Novoplasmine** succédant ainsi au Sérum de Quinton est le véritable *traitement curateur de l'entérite muco-membraneuse*.

Lymphatisme.

Le *lymphatisme exagéré*, chez les enfants ou les adolescents, avec ou sans exsudats cutanés, est quelquefois rebelle à tous les traitements connus.

Ce lymphatisme n'est en réalité que la manifestation d'un organisme où la Tuberculose est latente et apparaîtra à la première occasion. Les troubles qu'il produit sont tenaces et gênants ; bien plus ils sont une menace constante.

L'utilisation de la Novoplasmine a donné ici aussi les plus merveilleux résultats : disparition rapide des exsudats cutanés, retour de l'appétit et de la gaieté, des forces et des couleurs, croissance normale sans nouvelles poussées fébriles, disparition des chapelets ganglionnaires cervicaux ou sous-maxillaires. Nous recommandons chez ces malades une fois guéris, une cure annuelle de Novoplasmine (de quelques semaines).

Appoint médicamenteux.

Du fait que la Novoplasmine est curative des Tuberculoses, il ne dérive pas que le médecin ne doive adjoindre aucun médicament à ce traitement. La médication des symptômes variera toujours selon les sujets ; chez tel malade on aidera au retour des forces avec un peu de tannin ou par la médication phosphorée ; chez tel autre, dont la toux quinteuse est une source de fatigue, quelques milligrammes d'héroïne ramèneront le calme ; chez certains sujets, les exsudats bronchitiques sont remplis de cellules muco-pharyngiennes ou muco-purulentes, et l'aide des balsamiques : goudron, sève de pin, etc., sera nécessaire.

Quelquefois, chez le fistuleux osseux ou ganglionnaire, le canal fistuleux sera si ancien que ni le traitement interne par la **Novoplasmine**, ni les injections de ce médicament dans le trajet n'arriveront à supprimer la fistule ; il faut alors procéder à des injections modificatrices des tissus dans le trajet, soit de naphtol camphré qui donne de très bons résultats conjointement à la **Novoplasmine**, soit d'éther iodoformé, ou à des attouchements des tissus anciens avec la solution de chlorure de zinc, ou avec la teinture d'iode. Les abcès froids fistuleux les plus invétérés finissent par céder à cette double médication externe et interne.

CHAPITRE II

INTERPRÉTATION DES FAITS

Avant tout, disons tout de suite que notre intention n'est pas de pénétrer dans l'intimité des phénomènes et d'expliquer ce qui se passe dans un domaine où tout est encore mystérieux. Cette impénétrabilité est due surtout au fait que les poids de matières agissantes sont infiniment petits, non seulement indosables, impondérables, mais encore à peine imaginables puisqu'il faut raisonner sur des millionièmes de petites quantités qui ne contiennent elles-mêmes l'élément actif qu'à l'état de grande dilution de degré inconnu. Cependant, pour essayer de se figurer ce qui s'est passé, pour aboutir à une nouvelle solution dite **Novoplasmine**, d'action constante et d'un emploi sans danger, en partant d'une solution ordinaire de Tuberculine dangereuse, inconstante et capricieuse, nous choisirons parmi toutes les hypothèses possibles celle qui, dans l'état actuel de nos connaissances, résiste le mieux aux objections qui pourraient lui être opposées.

COMPOSITION DES TUBERCULINES

Rien de précis à ce sujet n'a pu être établi, les composants n'ayant pu être isolés chimiquement; à peine ont-ils été distingués biologiquement. Il semble cependant possible de dire que les Tuberculines, ou ce qu'on est convenu d'appeler ainsi, sont constituées au moins par deux groupes de complexes protéiques.

Le premier groupe, peu toxique, ayant surtout une action d'ensemble modificatrice heureuse sur les humeurs en stimulant les moyens de défense, en les accroissant en qualité et en quantité ou en les faisant naître, sera appelé par nous, pour la commodité de l'exposition, les *Curases*.

Le deuxième groupe qui n'a manifestement qu'une action nocive, toxique, pour l'organisme, formera, toujours pour la commodité de notre exposé, ce que nous convenons d'appeler les *Toxases*.

Déjà, nous sommes obligés de constater que les Toxases diffèrent des poisons actuellement connus par ce fait qu'ils sont inopérants chez les sujets sains et ne se montrent toxiques que chez les sujets tuberculeux. Y a-t-il anaphylaxie, choc protéique, sursaturation ou, avec Wolff-Eisner, élaboration de sous-produits éminemment toxiques? Nous ne prendrons pas position au milieu des différentes théories émises, fort ingénieuses, mais aussi forcément insuffisantes en certains points.

Nous constatons seulement que les Toxases agissent comme si l'imprégnation tuberculeuse produite chez les malades, modifiant la chimiotaxie de l'organisme, leur servait de guide pour les conduire directement et rapidement vers les cellules et les éléments histologiques où, par suite de leur affinité chimique, elles vont pouvoir porter le désordre dans le fonctionnement, la perversion dans le métabolisme et peut-être même la désorganisation moléculaire ou produire l'une de ces modifications qui constitue l'intoxication.

On pourrait aussi penser que les Toxases agissent simplement comme des décupleurs ou des multiplicateurs des perversions qui existent dans l'organisme à l'état latent, à l'état de sommeil chez le sujet tuberculeux.

Quelle que soit la théorie choisie pour expliquer

leur néfaste influence, il est certain que les Toxases semblent agir à des moments très différents impossibles à prévoir.

Tantôt, comme on le verra plus loin, c'est au moment voisin de l'emploi des solutions ordinaires de Tuberculine les contenant, le jour même ou le lendemain, que se produiront des réactions d'une brusquerie et d'une violence variables qui, une fois passées, auront plus ou moins de retentissement sur la marche de la maladie. Tantôt, au contraire, au moment de l'administration, rien ne se produira, mais le médecin constatera que les injections répétées de solution ordinaire de tuberculine, au lieu d'améliorer le malade, aggravent tout au contraire son état, comme si précipitamment l'organisme était plus intoxiqué ou la virulence microbienne exaltée, des complications survenant ou les phases critiques se rapprochant.

La crainte de ne pouvoir jamais être assurés de ne pas être nuisibles aux malades a éloigné de la Tuberculinothérapie un grand nombre de médecins qui y sont revenus maintenant qu'ils peuvent employer des solutions de Tuberculine complètement débarrassées des Toxases (Novoplasmine) et, par conséquent, incapables d'avoir une influence accélératrice sur l'affection.

Elimination des Toxases. Ses avantages.

Ceci étant dit, l'ATK dont nous nous servons pour arriver à la **Novoplasmine** contient, comme toutes les autres Tuberculines, les *Toxases* et les *Curases*.

Le traitement physico-chimique auquel est soumise notre solution fait disparaître les Toxases. Sont-elles neutralisées chimiquement ou désagrégées moléculairement? Mystère?

Déjà, on savait que l'atténuation de certaines

toxines ou la modération de la virulence de certains microbes avait été obtenue partiellement au moyen de certains agents (rayon ultra-violet, pression, froid, chaleur, atmosphère ambiante, brusque variation de température ou de pression, etc.) Mais jamais jusqu'ici le résultat n'avait été aussi complet que celui obtenu par notre procédé qui va jusqu'à la disparition complète des manifestations toxiques.

TOXICITÉ NULLE DE LA " NOVOPLASMINE "

Quel est l'avantage de cette disparition ? C'est que les doses médicamenteuses de Tuberculine ne peuvent plus être toxiques, puisqu'elles ne contiennent plus de Toxases. Restent naturellement dans la **Novoplasmine** les Curases. Ces substances ne peuvent évidemment pas être administrées à doses massives, d'ailleurs non usitées en tuberculinothérapie, car ce sont des éléments actifs qui, en trop grande quantité, auraient sur l'organisme une répercussion nuisible. Mais, à doses médicamenteuses, leur emploi est sans inconvénient, d'autant plus que l'organisme manifeste qu'il en a utilisé ce qui lui était favorable par des symptômes très doux, simples signes précurseurs qui précèdent de très loin les réactions d'intoxication perceptibles pour les malades que les Curases administrées en grand excès pourraient déterminer.

Cette disparition des Toxases est-elle possible à mettre matériellement en évidence ? Disons tout de suite que non. Les solutions de Tuberculine traitées pour devenir **Novoplasmine** n'ont subi aucune modification sensible avec les moyens actuels de contrôle, ni dans la quantité de produit actif, ni dans les caractères chimiques.

Seules, les expériences de laboratoire faites sur des animaux sains (presque sans intérêt), mais surtout sur des animaux tuberculisés, ont montré la différence énorme de toxicité entre la **Novoplasmine** et les solutions ordinaires correspondantes de Tuberculine.

DIFFÉRENCE ENTRE LES RÉACTIONS PROVOQUÉES PAR LA SOLUTION ORDINAIRE DE TUBERCULINE ET CELLES PROVOQUÉES PAR LA " NOVOPLASMINE "

Les éléments toxiques contenus dans les solutions ordinaires de Tuberculine peuvent, comme on l'a vu, avoir pour résultat de rendre néfaste chez certains sujets un essai de tuberculinothérapie, en accélérant la marche de l'infection et en augmentant l'intoxication de l'organisme.

Mais il peut se produire un inconvénient de plus. Une injection de pareille solution peut déterminer sans raison une réaction violente inattendue, durant plus ou moins longtemps, assez troublante pour faire interrompre un traitement qui paraissait cependant améliorer l'état du malade.

Lorsqu'on injecte, en effet, une solution ordinaire de Tuberculine, contenant par conséquent à la fois les Curases et les Toxases, il peut se produire deux sortes de réaction : une première que nous appellerons réaction-symptôme, d'ordre physiologique, et une réaction anaphylactiforme, nettement pathologique.

1° Réaction-symptôme.

La réaction-symptôme, due uniquement aux Curases, quand elle a lieu, se produit toujours doucement, commençant par être à peine perceptible avec la dose minima qui la produira, pour augmenter insensiblement et progressivement avec l'augmentation des doses (à partir de cette dose minima) et proportionnellement à cet accroissement. Cette réaction analogue à celles que produisent des doses croissantes d'alcaloïdes, par exemple, indique que l'organisme a employé du médicament tout ce qui lui était nécessaire pour provoquer les anti-corps qui vont donner lieu au processus curatif et que le surplus de la dose lui est inutile si cet excès est petit, lui deviendrait nuisible si cet excès était trop grand.

2° Réactions anaphylactiformes
(Pathologiques).

A côté de cette réaction-symptôme et la masquant très souvent, les solutions de Tuberculine non traitée pour devenir **Novoplasmine** peuvent occasionner par leurs Toxases des réactions toutes différentes. Comme celles produites par une injection déchaînante en anaphylaxie, elles peuvent être soudaines, brusques, à forme explosive, impossibles à prévoir, sans aucun rapport avec les doses injectées chez des sujets différents. Chez le même sujet encore, elles éclatent avec une dose minime; une autre fois, avec des doses encore plus petites. Une autre fois, elles n'apparaissent pas avec des doses plus élevées.

Ces réactions, souvent alarmantes, effrayent d'abord le malade, lui font renoncer à un traitement qui ne lui paraît pas sans risques, détruisent les bons effets déjà obtenus. Enfin, elles sont certainement nuisibles à un organisme malade et, quelquefois, fort dangereuses.

La menace continuelle de ces réactions est pour beaucoup dans l'abandon de la Tuberculinothérapie par la plupart des médecins, cette incohérence capricieuse déroutant le clinicien le plus expérimenté.

Le désaccord sur l'opportunité des réactions
ne doit être qu'apparent.

Ce sont ces deux formes de réaction qui font peut-être aussi que l'accord n'a pu se faire sur l'opportunité des réactions. Il serait possible de s'entendre en disant que les réactions anaphylactiformes sont toujours à éviter et que les réactions-symptômes sont avantageuses pour déterminer la dose utile à la phase de traitement où l'on se trouve puisqu'elles permettent de recourir à la dose immédiate inférieure à celle qui les produit, dose inférieure toujours suffisante.

Avec la " Novoplasmine ", jamais de réaction anaphylactiforme.

La **Novoplasmine** étant une solution de Tuberculine débarrassée des Toxases ne donne jamais lieu aux réactions *anaphylactiformes*.

Son emploi peut déterminer, si la dose employée est un peu trop forte, des réactions-symptômes excessivement faibles avec la dose minima qui les produira et croissant par degré insensible avec une augmentation de dose.

La dose à employer devient donc extrêmement facile à trouver et la **Novoplasmine** est aussi facile à manier en Tuberculinothérapie qu'en médecine générale une solution d'alcaloïde injectable (morphine, spartéine, cocaïne, etc.).

La "Novoplasmine" a un pouvoir curatif supérieur à celui des solutions ordinaires de Tuberculine de dilution correspondante.

Expliquer cette nouvelle supériorité des solutions de Tuberculine devenue **Novoplasmine** n'est pas chose aisée. Mais elle a été constatée et contrôlée par la Clinique.

Depuis dix ans, des quantités de malades ont été traités par la **Novoplasmine** que des médecins expérimentés, convaincus de son innocuité mise en évidence par des milliers d'expériences, avaient consenti à employer.

Tous ont constaté que la **Novoplasmine** avait un pouvoir curatif supérieur de beaucoup à toutes les autres préparations correspondantes de Tuberculine.

On peut supposer que les Toxases dont la **Novoplasmine** est débarrassée avaient, non seulement une action toxique générale sur l'organisme, mais encore qu'elles neutralisaient et s'opposaient à la stimulation des moyens de défenses humorales normalement déclenchées par les Curases.

Les Toxases peuvent, en effet, empêcher les Curases d'impressionner (comme antigènes) les cellules qui doivent répondre à cette irritation par l'élaboration d'anti-corps. Elles peuvent encore soit pervertir l'irritabilité de ces cellules, soit les empêcher de sécréter les substances utiles à la défense, en qualité et en quantité convenables.

On peut supposer aussi que l'organisme sidéré par une intoxication due aux Toxases était incapable de faire les frais d'une amélioration que les Curases seules auraient pu provoquer. Car il ne faut jamais oublier qu'en tuberculinothérapie, c'est l'individu lui-même qui doit faire les frais de la résistance et de la lutte contre la maladie, ce qui distingue d'ailleurs * cette méthode de la Sérothérapie.

Cette manière de voir expliquerait pourquoi la Tuberculose dont nous sommes tous atteints, à un moment de notre existence, guérit spontanément dans la très grande majorité des cas.

Chez les individus qui guérissent ainsi — les normaux — l'intégrité de l'état somatique est telle que les Toxases faisant partie des Tuberculines sécrétées par les microbes dans la lésion initiale n'ont pas assez de puissance pour intoxiquer trop rapidement l'organisme et pour nuire à la fonction génératrice d'anti-corps.

Chez le sujet qui ne guérit pas spontanément, c'est que, par suite d'un trouble fonctionnel dû à une tare héréditaire ou acquise, les Toxases viennent plus facilement à bout des éléments cellulaires chargés d'élaborer les anti-corps et rencontrent un organisme moins résistant à l'intoxication générale.

Il est donc plausible d'admettre que sans augmenter matériellement le pouvoir curatif des Curases, celui-ci se trouve accru dans ses effets par la disparition des Toxases.

La progression des doses avec la "Novoplasmine" est plus facile qu'avec les solutions ordinaires de Tuberculine.

La Novoplasmine se présente sous deux formes d'ampoules : 1° Ampoules A (Solution Faible) ; 2° Ampoules B (Solution Forte).

Les Ampoules A contiennent un centimètre cube (en réalité 1 cc. 1/3) d'une solution qui correspond à une dilution comprenant *deux* millionièmes de centimètre cube de ATK liquide par centimètre cube de véhicule.

Les Ampoules B contiennent un centimètre cube (en réalité 1 cc. 1/3) d'une solution qui correspond à une dilution comprenant *quatre* millionièmes de centimètre cube de la même ATK par centimètre cube de véhicule.

La Novoplasmine s'emploie donc à des doses

correspondant à des quantités de Tuberculine ATK liquide comprises entre *un millionième* et *quatre millionièmes* de centimètre cube, ce qui signifie qu'entre une demi-Ampoule A et une Ampoule B, en n'employant par conséquent que de faibles quantités de Toxine, le médecin trouvera :

1º La dose initiale à laquelle il devra commencer le traitement ;

2º Les doses progressives à continuer pendant le cours du traitement ;

3º La dose terminale qu'il est utile d'atteindre pour parachever le traitement.

C'est-à-dire qu'il trouvera les doses non toxiques initiales, intermédiaires, terminales, auxquelles il n'aura certainement pas de réaction anaphylactiforme et qu'il pourra varier selon les besoins, ayant comme contrôle qu'il ne dépasse pas la dose bienfaisante des réactions-symptômes non dangereuses.

Doses maxima — Doses minima.

Quand, dans nos Modes d'emploi, nous indiquons des doses minima et des doses maxima, nous voulons dire que la Clinique a montré que c'était généralement là les quantités à employer au début et à la fin d'un traitement, mais ces quantités ne sont pas absolues. Dans quelques cas très rares, par exemple, il a fallu débuter par un quart de centimètre cube de A (1/2 centimètre cube donnant lieu à des réactions-symptômes à peine perceptibles, mais cependant indicatrices qu'un quart de centimètre cube était suffisant). Quelquefois aussi, la dose terminale a été inférieure à un cm. cube B ; d'autres fois, au contraire, elle a été supérieure ; mais ce sont là des cas exceptionnels.

Progression des doses.

Avec les solutions ordinaires de Tuberculine, la progression est extrêmement difficile à réaliser, en raison de la menace continuelle de réactions anaphylactiformes qui peuvent se produire d'emblée, quelle que soit la quantité extrêmement réduite qui représente l'accroissement.

Avec la **Novoplasmine**, rien de tout cela à craindre, la progression est extrêmement facile et se fait en toute sécurité, l'unité progressive réactionnelle étant, si l'on peut s'exprimer ainsi, du quart de centimètre cube.

C'est-à-dire que si une dose employée actuellement ne donne aucune réaction, cette même dose augmentée d'un quart de centimètre cube ne peut produire que des réactions-symptômes infimes et que cette même dose augmentée de deux unités progressives (2/4 de cc. ou 1/2 cc.) ne provoquera encore qu'une réaction-symptôme minime, sans aucun inconvénient et à peine perceptible pour le malade. Avantage extrêmement précieux puisque l'augmentation, pour être utile au traitement, ne doit jamais dépasser un demi-centimètre cube à la fois.

Comment donc passer à une dose supérieure?

Il faut d'abord constater que la quantité employée ne donne plus lieu à aucune amélioration ; augmenter alors d'un ou plusieurs dixièmes, d'un quart ou d'un demi-centimètre cube au plus, si cet accroissement ne provoque pas de réaction-symptôme. De deux choses l'une : ou il y a une reprise d'amélioration et alors on se maintient à cette dose jusqu'à nouvelle suspension d'effets bienfaisants, ou l'arrêt de l'amélioration persiste ; dans ce cas, il vaut mieux interrompre le traitement complètement pendant quinze jours pour le reprendre au bout de ce temps à la demi-dose employée au moment de la cessation.

La "Novoplasmine", solution très diluée de Tuberculine, se conserve cependant indéfiniment.

Nous avons, en effet, constaté et contrôlé que des ampoules de Novoplasmine, faites depuis dix ans, n'avaient subi aucune modification et que leur action était identiquement la même, donnant lieu aux mêmes résultats bienfaisants.

Ceci étonne encore puisqu'on sait que les solutions ordinaires de Tuberculine très diluée perdent toute leur activité au bout d'un temps relativement court, plus ou moins variable.

Ce nouvel avantage, qui permet d'employer des ampoules faites à l'avance à la dilution convenable, est-il dû à une stabilisation par les traitements subis analogue à la manière dont la stabilisation pratiquée sur certains végétaux permet de conserver indéfiniment les propriétés manifestées pendant leur existence ?

La disparition des Toxases y est-elle pour quelque chose ? Il y a, en effet, lieu de supposer que les Toxases et les Curases, corps à affinités chimiques si délicates, ne peuvent rester longtemps en présence dans une solution très diluée sans réagir les unes sur les autres, pour peu que les conditions ambiantes favorisent accidentellement ou habituellement ces réactions.

Toujours est-il qu'il arrive que des solutions ordinaires de Tuberculine diluée au degré usité en tuberculinothérapie ne sont plus au bout d'un certain temps ni toxiques, ni curatives, semblant ainsi avoir perdu toute activité.

Avec la **Novoplasmine,** *cet inconvénient n'est pas à redouter.*

Son action reste constante, quel que soit le temps depuis lequel elle est préparée.

CONCLUSIONS

Nous présentons la **Novoplasmine** au Corps médical en toute confiance, sachant que le médecin
qui s'en sera servi une première fois, en tenant
compte du résultat de notre expérimentation, esti-
mera que nous mettons, par elle, entre ses mains,
non pas un instrument parfait de guérison de la
Tuberculose, mais le plus parfait que l'on puisse
trouver actuellement :

1º Pas de toxicité à dose médicamenteuse ;

2º Pas de réactions anaphylactiformes ;

3º Utilisation immédiate (sans manipulation) ;

4º Grande facilité de progression des doses ;

5º Conservation indéfinie.

Mais s'il est manifeste que la Tuberculinothérapie,
au moyen de la **Novoplasmine**, représente la méthode de choix : parce que la plus curative, tout en
étant *absolument sans danger* ; parce que la plus
facile à employer par le médecin, en raison des dilu-
tions immédiatement utilisables ; parce que la mieux
supportée du malade, ne provoquant jamais de
réactions locales ou générales fâcheuses, tout en lui
permettant de vaquer à ses occupations ; parce que,
en raison de son action extrêmement douce, la
moins susceptible de contre-indication, il n'en est pas
moins vrai qu'*il ne faut pas lui demander plus
qu'elle ne promet.*

On doit d'abord s'armer de patience, tant de
la part du médecin que de celle du malade.
En effet, si les bons effets se font le plus
souvent sentir dès les premières piqûres, ils sont
quelquefois plus tardifs. En tout cas, l'amélioration
continue ne se manifeste qu'au bout d'un certain
temps, et les résultats ne sont définitifs qu'après
deux mois et plus. Il ne faut donc commencer le

traitement que chez les personnes jugées assez persévérantes pour le continuer jusqu'au bout.

Si nous disions autrement au médecin, si lui-même parlait autrement à son malade, il en résulterait des déceptions nuisibles à l'opinion que le médecin doit avoir de la **Novoplasmine**, *nuisibles à la confiance que le malade doit avoir en celui qui le soigne.*

D'autre part, le Praticien ne doit pas oublier que la tuberculine n'agit jamais directement, ni sur le microbe, ni sur les intoxications provoquées par lui. Son action se réduit seulement à stimuler l'organisme qui doit faire à lui seul tous les frais du traitement. Il y parvient : *à la fois*, en sécrétant soit les agglutinines et les bactériolysines qui détruiront le microbe, soit les Coagulines et les Tóxinolysines qui désorganiseront la texture chimique de la Toxine ; *à la fois*, en procédant, après cette désinfection et cette désintoxication, à la réparation des cellules, tissus et organes nécessaire au retour à l'état de santé.

Il faut donc que l'organisme soit en état d'être stimulé et capable, après cette stimulation, d'élaborer les principes nécessaires à l'obtention d'un processus curatif.

Nous recommandons donc au médecin de s'en tenir aux indications classiques de la Tuberculine (à celles que nous avons indiquées p. 6) et surtout en ce qui concerne les Tuberculoses pulmonaires, celles à formes torpides des 1er et 2e degrés. Il est essentiel de ne pas aborder celles du 3e degré avant de s'être assuré, par tous les moyens cliniques, que l'organisme n'est pas trop perverti, ce qui est malheureusement le cas le plus fréquent. Non pas que la Novoplasmine puisse être nuisible, car elle n'occasionne jamais d'accident, ni ne précipite les phases critiques ; mais, surtout parce que, le plus souvent dans ces conditions, elle ne donnera aucun résultat, et que, dans l'intérêt de la Tuberculinothérapie, il faut surtout éviter les déceptions.

Quand, par humanité, le médecin croira devoir, dans ces cas très défavorables, tenter un essai, il devra prévenir le malade ou son entourage de la probabilité d'inutilité et n'y procéder, avec quelques chances de succès, qu'après avoir institué un traitement reconstituant ou qu'après avoir recouru à la Sérothérapie indiquée surtout à ce stade de la maladie, pour essayer de mettre l'organisme en état de tirer tous les avantages possibles d'un traitement tuberculinothérapique.

Enfin, il est évident que le médecin devra s'abstenir de tout emploi de la **Novoplasmine** et, à plus forte raison, de toute autre Tuberculine, dans la période ultime de l'affection et dans les phases où elle semble revêtir, soit provisoirement, soit définitivement, un caractère aigu.

Avant de terminer, ajoutons que les préparations de Novoplasmine **A** et **B** sont absolument stériles; par conséquent, il n'y aura jamais à craindre, en prenant les précautions habituelles, aucune réaction locale au lieu de l'injection, *aucun abcès*.

Et concluons, très impartialement, de ce qui précède, que la **Novoplasmine** *est et restera* longtemps encore, nous en sommes persuadés, le *seul traitement curatif* des Tuberculoses sans cachexie.

Paris. — Imp. Téqui, 3 *bis*, rue de la Sablière. — 11-20. — 841

4

Prix de la NOVOPLASMINE

(en France)

La **Novoplasmine** est en vente dans toutes les pharmacies :

Novoplasmine A : la boîte de 8 ampoules.   30 fr.
solution faible *(Enfants et adultes au début)*.

Novoplasmine B : la boîte de 8 ampoules.   30 fr.
solution forte *(Exclusivement pour Adultes)*.

Chaque boîte est accompagnée d'un mode d'emploi pratique, résultante de la conception théorique de la Novoplasmine et des études cliniques poursuivies sur ce produit depuis dix ans. Les soins à prendre relativement à sa technique y ont été plutôt exagérés, afin de permettre, même aux médecins non habitués aux Tuberculines, de se servir de la Novoplasmine sans aucune appréhension.

Nous recommandons à MM. les Médecins de bien spécifier sur leurs ordonnances :

NOVOPLASMINE A ou **NOVOPLASMINE B**

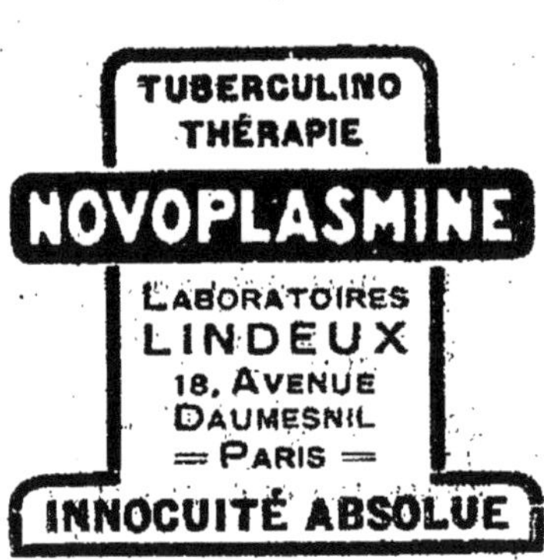

TÉLÉPHONE : ROQUETTE 65-19

ADRESSE TÉLÉGR. : LINDEUX-PARIS

COMPTE POSTAL-PARIS : N° 9202

www.ingramcontent.com/pod-product-compliance
Ingram Content Group UK Ltd.
Pitfield, Milton Keynes, MK11 3LW, UK
UKHW022317170726
13837UKWH00005BA/2046